I0416565

DIETA CETOGÉNICA
AYUNO INTERMITENTE

DIETA CETOGÉNICA
AYUNO INTERMITENTE

El santo grial de una dieta y estilo de vida

La perfecta combinación

Incluye recetas cetogénicas

Veroushka Vidaurre

Primera edición: agosto de 2020
Actualizado en febrero de 2021
Copyright © 2020 Veroushka Vidaurre
veroushkav@gmail.com

Todos los derechos reservados. Bajo las sanciones
establecidas en el ordenamiento jurídico, queda
rigurosamente prohibida, sin autorización escrita del
autor, la reproducción total o parcial de esta obra por
cualquier medio o procedimiento, comprendidos la
reprografía y el tratamiento informático.

Índice

TERCERA PARTE: AYUNO INTERMITENTE

¡Gracias por comprar este libro!

Felicitaciones, con este libro vas a adquirir un nuevo estilo de vida más saludable y más consciente de tu propio cuerpo.
Me encantaría saber tu opinión después que leas este libro, saber si aporto algo a tu vida. Te invito a que dejes un comentario en la plataforma donde lo adquiriste.
Tu opinión para mi es importante y tus comentarios son una aportación valiosa en mi trabajo.
Muchísimas gracias por tu tiempo.

Empecemos con tu nuevo estilo de vida!

Introducción

Mantener un cuerpo sano, libre de enfermedades y estar en buena forma física, ha sido siempre un problema de importancia desde hace décadas, incluso siglos.

El ayuno intermitente combinado con la dieta cetogénica ha demostrado a través de estudios médicos, que es una alternativa perfecta. Podría incluso llegar a decirse que es el Santo Grial para estar sano, bajar de peso y estar en forma. Entonces agregar ambas disciplinas a nuestro estilo de vida, para beneficiarnos al máximo de ellas y complementarlas, es el inicio de una vida saludable, y porque no? también de juventud y belleza.

El ayuno en particular te aportara una calidad de vida extraordinaria, te la cambiara por completo, a un nivel de beneficios, en salud y estética; combinándola con la dieta cetogénica en tus días de ingesta de comidas, iras en un camino de beneficios, del cual no querrás dejar jamás.

Las personas siempre estamos buscando formas de bajar de peso, para sentirnos bien, cómodos en nuestro cuerpo, y por fin tenemos en la actualidad las mejores alternativas.

PRIMERA PARTE
DIETA CETOGÉNICA

¿Qué es la dieta cetogénica?

La dieta Cetogénica o dieta Keto, como se la conoce por sus siglas en inglés, se ha convertido en una dieta bastante popular en los últimos años.

Para empezar la palabra cetogénica, quiere decir que el cuerpo puede funcionar a base de 2 tipos de combustibles, uno de ellos es el azúcar de los carbohidratos o glucosa, que está presente en los alimentos que comemos habitualmente, que es el combustible que utiliza hoy la mayoría de la gente, por ejemplo cuando se come pan, pastas, arroz, papas etc.

El segundo combustible es la grasa, proveniente de alimentos naturales como huevos, carnes, paltas, mantequilla, aceite de oliva, frutos secos, etc.

La dieta cetogénica es una dieta muy baja en carbohidratos, es tan baja en carbos que el cuerpo tiene que comenzar a utilizar grasa como combustible principal.

Incluso el cerebro puede obtener energía de las grasas, cuando el cuerpo se queda sin azúcar, el hígado convierte la grasa en unas moléculas de energía llamadas cetonas que proporcionan energía al cerebro, entonces la dieta que permite esta maravilla se llama dieta Cetogénica, ya que produce cetonas.

Obtener energía principalmente de las grasas, un estado conocido principalmente como cetosis, tiene muchos beneficios. Por ejemplo te convierte en una maquina de quemar grasa, en este estado se pierde peso sin pasar hambre, se está quemando grasa en todo momento incluso al dormir, y te entrega enormes cantidades de energía.

Los cimientos de la dieta cetogénica se vienen construyendo desde hace tiempo, es una dieta estricta, baja en carbohidratos y sin gluten y es similar a la dieta paleolítica, también se parece mucho a la antigua y muy conocida dieta Atkins. La idea básica es muy sencilla y es que se basa en alimentos naturales, simplemente debes evitar la mayoría de los carbohidratos, como el azúcar, la comida rápida y procesada, el pan, las pastas, el arroz, las papas.
En su lugar se come, carnes, pescados, huevos, vegetales y grasas naturales como la mantequilla, el aceite de oliva, el aceite de coco etc.
La dieta cetogénica tiene de diferente, que es una dieta baja en carbos.

En el fondo la dieta cetogénica es una versión ultra mejorada de una vieja idea.
Con esta dieta la mayoría de las personas pueden bajar el exceso de peso sin pasar hambre.

También es muy importante destacar que con esta dieta tienden a mejorar enfermedades, como la diabetes y la resistencia a la insulina.
Las personas actualmente están tomando la dieta cetogénica para lograr salud y bienestar a largo plazo, como un estilo de vida duradero, y no solamente como una solución temporal para bajar de peso.
Las personas también se sienten llenas de energía con mucha lucidez mental, y tienen niveles estables de azúcar en la sangre. El hambre desaparece, las ansias de alimentos dulces se reducen.
Se come una comida deliciosa cada vez que se tiene hambre, sin tener la necesidad de estar contando calorías.
La mayoría de las personas se sienten tan saciadas con la dieta cetogénica, que pueden comer cada vez que tienen hambre, y aun así comen menos cantidad y reducen el exceso de peso.
Incluso ni siquiera hace falta que hagas ejercicio para perder peso, si bien es un hecho que el ejercicio es muy bueno para el cuerpo, para la salud y para sentirse lo mejor posible; no es necesario ejercitar para bajar de peso, y mucho menos si sigues la dieta cetogénica.

Pero se debe recalcar, que el ejercicio si es recomendable y muy necesario para tonificar los músculos del cuerpo, que es una idea diferente de solo querer bajar de peso, ya que esto lo puedes lograr con la dieta cetogénica y el ayuno intermitente.

Pero el hacer ejercicio es muy importante dentro de un estilo de vida saludable, para mantenernos siempre con buena salud y en buena forma física.

Bases de la dieta cetogénica

Como se dijo anteriormente, básicamente una dieta Cetogénica te convierte en una maquina de quemar grasa.
Esto te facilitara:

-La reducción de exceso de peso.
-Saciedad prolongada.
-Controlar tu nivel de azúcar en sangre.
-Reversión de muchos problemas comunes de salud.

Tu cuerpo quemara grasas y tu cerebro quemara cetonas, la cuales también están hechas de grasas.
Podría considerarse como una catástrofe lo que sucede alrededor del mundo, hay una epidemia masiva de obesidad. La mayoría de las personas en el mundo moderno tienen sobrepeso. Y como derivación de esto hay una epidemia mundial de diabetes, lo que significa que hay demasiada azúcar en la sangre de las personas.
La diabetes es una de las causas principales de mortalidad en muchos países occidentales, y no solo occidente se ve afectada por esta enfermedad.

La diabetes también es un desastre en China, en la India y en el mundo Árabe, ya se ha convertido en un problema global, que conlleva a terribles complicaciones, un exceso de grasa en el cuerpo de las personas y un exceso de azúcar en su sangre.

La pregunta seria;¿porque sucede esto?

En la actualidad en cualquier parte del mundo, y a todas horas se tiene acceso fácil a comidas ricas en carbohidratos y azucares, alimentos que además son muy agradables al paladar, lo que significa que son tan gratificantes que se vuelven potencialmente adictivos.

Quemar azúcar quemar grasa

Esta siguiente explicación es muy importante que se entienda muy bien.
Estas comidas adictivas lo cual sin darnos cuenta estamos bebiendo y comiendo azúcar y almidones varias veces al día, y cada vez que hacemos esto aumentamos la cantidad de azúcar en nuestra sangre y persistimos en que nuestro cuerpo queme azúcar, entonces el problema de quemar principalmente azúcar constantemente, es que esto bloquea en nuestro cuerpo la quema de grasa a través de la hormona insulina, cuando comes carbohidratos aumentas los niveles de azúcar en la sangre y los niveles de insulina también se elevan.

La insulina es la hormona responsable de almacenar grasa en el cuerpo, le dice a tu cuerpo que almacene la grasa que comes para utilizarla más tarde, entonces el azúcar se quema primero y la grasa se almacena para después. En pocas palabras ahí está el problema porque ese después nunca llega. ¿y por qué nunca llega ese después o comienzo de quema de grasa? Porque estamos constantemente o todo el día, consumiendo carbohidratos y azucares y esta quema de azucares nunca termina, nunca se detiene; no dejando el paso para que **jamás** comience la quema de grasa, y esta se va almacenando y acumulando en nuestro cuerpo.

Estamos también constantemente comiendo alimentos ricos en almidón, como pan, arroz o las pastas, que rápidamente se descomponen en el estomago convirtiéndose en glucosa pura, que es un azúcar simple que eleva los niveles de azúcar en la sangre y los niveles de insulina. Entonces al consumir estos alimentos ricos en almidón nuestro torrente sanguíneo está constantemente lleno de azúcar. Esto podría acarrear contraer diabetes y al mismo tiempo almacenar grasa constantemente. Es por eso que tenemos una epidemia de obesidad.

¿Qué tiene que ver todo lo anteriormente dicho con la dieta cetogénica?
Una dieta cetogénica es exactamente lo contrario. En lugar de quemar azúcar todo el tiempo, el cuerpo está quemando grasa todo el tiempo.
Debemos decir que obviamente la dieta cetogénica no es la única forma saludable de comer, pero si es la dieta más poderosa para revertir por completo las enfermedades causadas por el exceso de azúcar y de carbohidratos, incluida la obesidad. Entonces en vez de comer azucares y almidones todo el día no lo hacemos en absoluto o casi en absoluto.

Una dieta cetogénica es una dieta muy baja en carbohidratos, es moderada en proteínas, lo que significa que aun deberás comer una cantidad normal de proteínas que son necesarias para reparar y mantener los tejidos del cuerpo en buen estado.

Entonces la energía que necesitas, lo que obtenías principalmente del azúcar o los carbohidratos ahora la obtendrás de la grasa. En una dieta cetogénica tu cuerpo obtiene energía de la grasa. Todos los músculos de nuestro cuerpo pueden obtener energía directamente de la grasa, sin embargo el cerebro no.

Es aquí donde llegamos a la palabra cetogénica. Cuando comiences a hacer la dieta cetogenica y estés comiendo principalmente grasas y muy pocos carbohidratos o casi nada, y una vez que tu cuerpo los haya quemado todos, ese primer combustible los carbohidratos que son la glucosa se habrá terminado por completo, porque no has consumido carbos o muy pocos, y tu cuerpo ya los quemo. Entonces ahora tu cuerpo comenzara a utilizar el segundo combustible que está recibiendo, que es la grasa, y quemara grasa constantemente. Entonces como ya dijimos, todo el cuerpo, todos los órganos y músculos, incluso el cerebro, pueden usar glucosa como fuente de energía. Pero como estamos haciendo la dieta cetogénica el consumo de carbohidratos disminuyo o desapareció. Ya no tenemos esa fuente de combustible que es la glucosa.

Ahora solo tenemos el combustible de la grasa. El cerebro no puede funcionar ni obtener energía directamente de la grasa, puede funcionar solo a base de dos combustibles que son la glucosa o las cetonas.

Pero como ya no tenemos glucosa en nuestro cuerpo, solo tenemos grasa. Esta grasa se metaboliza o transforma en el hígado y la convierte en pequeñas moléculas de energía llamadas **cetonas**, entonces **estamos en cetosis**.

Estas cetonas son un gran combustible para tu cerebro.

Ósea el cuerpo cambia su suministro de combustible para funcionar principalmente con grasa, se quema grasa incluso cuando duermes, las 24 horas del día, los 7 días de la semana.

De esta manera con la dieta cetogénica, incluso tu cerebro quemara grasa a través de las cetonas, de hecho esta es una función que el cuerpo necesita.

Cuando los niveles de insulina están muy bajos, por la falta de carbohidratos, esto favorece la quema de grasas y esta aumenta considerablemente. También se vuelve más fácil acceder a la grasa almacenada en el cuerpo para quemarla.

Cuando estás en ayuno, el azúcar almacenada se agota rápidamente, y para alimentar al cerebro el cuerpo comienza a producir cetonas a partir de la grasa, esto también significa que no hace falta una dieta cetogénica para entrar en cetosis. Podrías hacer un ayuno de un día, y también entrarías en cetosis y quemarías mucha grasa.

La dieta cetogénica por definición es una dieta alta en grasas, normal en porcentajes de proteínas y muy baja en carbohidratos.

70% Grasas en la dieta
25% Proteínas
5% Carbohidratos

El ayuno intermitente junto con la dieta cetogénica funcionan de manera simbiótica, hacen sinergia juntos.

¿Qué es la cetosis?

La cetosis es un estado metabólico, en que el cuerpo utiliza grasas y cetonas para el cerebro en vez de glucosa (azúcar) como principal fuente de energía.
La cetosis puede proporcionarnos una fuente alternativa de energía.
En cetosis el cuerpo produce cetonas a un ritmo acelerado. Las cetonas se producen en el hígado a partir de la grasa que has comido, y de tu propia grasa que tienes acumulada en tu cuerpo.
Entonces cuando los niveles de glucosa e insulina disminuyen con una dieta con restricción de carbohidratos, el hígado aumenta la producción de cetonas para proporcionar energía al cerebro.
Aunque tanto el ayuno como la dieta Keto te permiten entrar en cetosis, solo una dieta keto es sostenible durante largos periodos de tiempo, ya que el ayuno no se puede mantener por periodos muy prolongados.

Recomendación

Sería muy importante que cuando comiences con la dieta Cetogénica y de ayuno intermitente, lo adoptes como un estilo de vida.
Si tu objetivo principal en estos momentos es bajar de peso, y adquieres la dieta Cetogénica para lograrlo, y una vez que lo logras, dejas la dieta en forma inmediata y vuelves a tu antiguo estilo de vida o forma de alimentarte; sin duda VOLVERAS a los malos hábitos, y perderás todos los beneficios logrados.
La única forma de obtener beneficios permanentes en el tiempo es adquiriéndola como estilo de vida.

Comienza lentamente; puedes empezar haciendo cambios en tu despensa, y/o también haciendo cambios en las cosas que compras habitualmente, cuando hagas tus compras en el mercado, reduce casi por completo las compras de carbohidratos, que tus compras sean principalmente de grasas saludables, y un porcentaje de proteínas.
Más adelante en este libro se incluye una lista de alimentos cetogénicos.

También puedes empezar para que no sea tan drástico el comienzo solo comiendo un día a la semana carbohidratos, haces además un día a la semana de ayuno, de un mínimo de 20 horas, y los otros días, solo comes y sigues la dieta Cetogénica.

Otro punto importante a mencionar, ya que no se trata de que esta dieta sea un sacrificio para ti, sino todo lo contrario, que la disfrutes y la incorpores a tu vida, entonces ponernos a pensar que todos esos platos y alimentos que nos encantaba comer ya no podremos ni siquiera probarlos, nos puede producir angustia y ansiedad, la buena noticia es que puedes adaptar tus platos favoritos a la dieta Keto, si te gustan las pizzas, los helados, los pancakes, las masas etc. Puedes seguir comiendo todo esto simplemente preparados de otra forma, como por ejemplo siguiendo y preparando las recetas keto que vienen en la segunda parte de este libro.

Frutas y verduras con carbohidratos

Debemos saber que las frutas y verduras también tienen carbohidratos. Las frutas también tienen azúcar. Los dos tipos de azucares que consumimos normalmente son la glucosa y la fructosa.

Alimentos como, pan, arroz, pastas se descomponen en el estomago y se transforman en glucosa pura, que es una azúcar simple, y todo el cuerpo puede usar directamente esta glucosa como combustible, incluso el cerebro.

Pero la fructosa debe ser metabolizada por el hígado como fuente de energía, el hígado transforma esta fructosa en cetonas para alimentar también al cerebro.

Esta información se menciona porque debemos tener cuidado con muchas frutas, que no nos están ayudando en nuestro proceso de bajar de peso, o tener un cuerpo más saludable.

Alimentos cetogénicos

Con respecto a las verduras en la dieta Cetogénica, debemos mencionar que las verduras que crecen en la superficie, son generalmente más bajas en carbohidratos y suelen ser las mejores opciones en la dieta Keto.

Las verduras que crecen bajo tierra –los tubérculos- contienen mas carbohidratos y no son una buena opción especialmente las papas.

Los alimentos descritos a continuación, tienen muy baja cantidad de carbohidratos y fructosa.

-palta - aguacate
-tomates
-aceitunas
-vegetales, berros, apio, espárragos, rábanos, rúculas, zuchinni o zapallo italiano, acelgas, espinacas, champiñones, tomates, berenjenas, pimentón, coliflor, repollo, brócoli, lechugas.
-frutos rojos, frutillas, frambuesas, arándanos moras, etc.
-duraznos
-melón
-carnes, pollo, (evita las carnes procesadas como salchichas etc.)
-pescados, salmón, sardinas, atún, etc.
-grasas saludables; aceite de oliva, aceite de coco, mantequilla o ghee, manteca animal, aceite de aguacate.
-condimentos, hierbas, albahaca, sal rosada del Himalaya o de mar, pimienta, mostaza, orégano, eneldo.
-estevia natural.
-huevos y lácteos; huevos orgánicos, quesos, leches vegetales o leche de almendras o de avena.
-mariscos.

-semillas de chía, semillas de girasol, semillas de calabaza, nueces, y almendras.
-agua pura, café, té, cocoa pura.
-harina de almendras, harina de coco, harina de avena.

Importante información sobre la chía.

No es recomendable consumir las semillas de chía tal cual, ya que producen inflamación en los intestinos, y también ocurre que las pequeñas cascaritas de las semillas secas, se quedan pegadas en el borde de los intestinos. Es por este motivo que no es recomendable consumirlas secas, en ninguna forma, ni en yogur, ni en mermeladas, ni en panes. Solo se recomienda consumirlas remojadas, tal como se explica a continuación.

Modo de preparación

La manera recomendable de cómo se debe consumir la semilla de chía, es dejarla remojando toda la noche, esta soltara una sustancia gelatinosa, que es muy beneficiosa para nuestro cuerpo. Por último también se puede dejar remojando por dos horas antes de consumirla, si se ha olvidado remojarlas la noche anterior.

Beneficios de la sustancia gelatinosa de la chía

Esta sustancia gelatinosa de la Chía, contiene muchos nutrientes y además ayuda a evacuar y limpiar el intestino.

Acerca de la linaza

Al igual que las semillas de chía, tampoco es recomendable consumir las semillas secas enteras de linaza, ni tampoco agregadas en el pan, ni ningún otro alimento, como yogurt.
Provoca el mismo daño que la chía seca, inflamación intestinal, y sus pequeñas cascaritas se quedan pegadas en los intestinos.
Se recomienda moler la linaza, y que quede en polvo.
Esta linaza en polvo también debe consumirse remojada por 2 horas antes de consumirla. De esta manera puedes obtener todos sus beneficios.
Tiene una gran cantidad de nutrientes.

SEGUNDA PARTE
RECETAS KETO

Preparaciones keto

Ahora que ya sabes que es la dieta keto, estas lista para disfrutar de panes, masas, pancakes e incluso pizza sin hincharte con los carbohidratos.
Aquí tienes algunas recetas para comenzar con tu dieta Cetogénica, estas son solo algunas de ellas, ya que la variedad es muy amplia, incluso en algunas de estas recetas puedes cambiar solo algunos ingredientes, y obtendrás una receta nueva.

Para preparar recetas keto, las alternativas de variedad de combinaciones de ingredientes es muy grande, y esto hace que preparar todo tipo de recetas Keto sea realmente atractivo y entretenido. Puedes utilizar todo tipo de harinas; como por ejemplo harina de coco, harina de almendras, harina de avena. Puedes comprarlas ya preparadas o también puedes hacerlas tu misma en casa con una licuadora casera. La harina de coco se recomendaría comprarla en tiendas de alimentos saludables y orgánicos.
En las recetas Keto puedes utilizar el queso que más te guste y sin tener que restringirte mucho en la cantidad que uses en la receta, ya que su grasa será beneficiosa y será utilizada como combustible por nuestro cuerpo.

Una de las tantas cosas buenas de la dieta keto es que podemos comer comidas deliciosas y agradables también al paladar, y no tener que comer comidas aburridas y sin sabor porque estamos a dieta.

Repostería keto

En la repostería Keto solo usamos ingredientes lo más saludable posible, le decimos adiós al azúcar y al gluten que tanto daño causan a nuestro cuerpo.
A continuación estos son los ingredientes que mas utilizaremos en nuestras preparaciones Keto.
Harina de Almendras
Harina de Coco
Cascara de Psyllium en polvo (que es un aglutinante y con mucha fibra).
Lácteos enteros como mantequilla, queso crema, y crema espesa para batir.
Huevos.
Chocolate preferiblemente sin azúcar y cuanto más negro mejor.
Stevia
Bayas o Frutos Rojos, son muy bajas en carbohidratos y añaden dulzura y color a nuestras preparaciones.
Las bayas o frutos rojos son las frutas que menos tienen carbohidratos, de todas las frutas que existen.

Pan keto

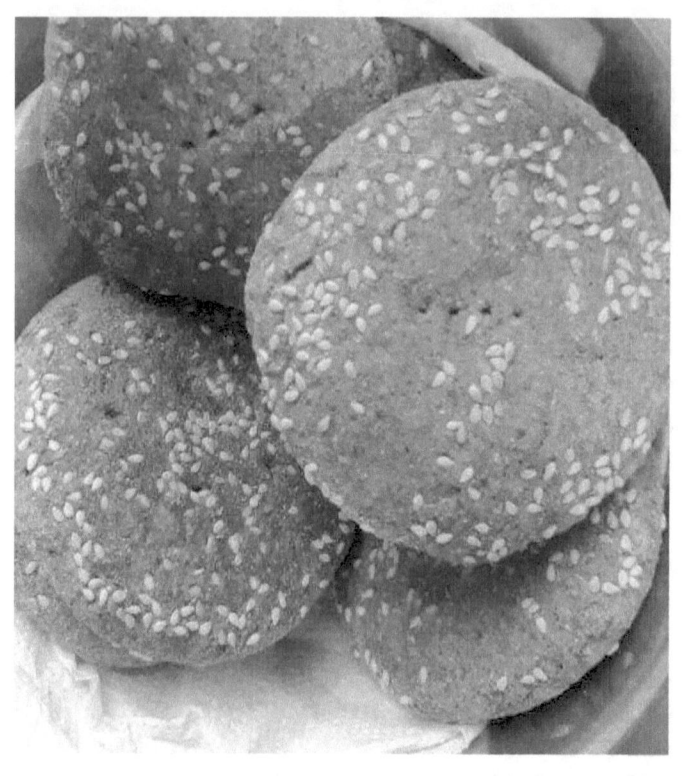

Panes

1° Pan keto

Ingredientes
300 ml (140g) harina de almendra.
5 cda. cáscaras de psyllium en polvo.
2 cdta.polvo para hornear.
1 cdta.sal marina.
2 cdta.vinagre de manzana o vinagre de vino blanco.
240 ml agua hirviendo.
3 claras de huevo.
2 cda.semillas de sésamo (opcional).

Preparación
Precalentar el horno a 175°C (350°F).

Mezclar todos los ingredientes secos en un recipiente.

Añadir el vinagre y las claras de huevo a los ingredientes secos y mezclar bien.

Ir incorporando poco a poco el agua hirviendo mientras mezclas con una batidora de mano por unos 30 segundos. No batas demasiado la masa, hacerlo simplemente durante 30 segundos. La masa estará a punto cuando tenga una consistencia parecida a la plastilina. También es posible que no se use toda el agua para llegar a esa consistencia.

Humedecer las manos y armar 6 u 8 pedazos de pan con la masa. Colocarlos en una bandeja de horno engrasada.

Decorar con semillas de sésamo.

Hornear en una rejilla inferior del horno durante 50-60 minutos.

Retirar del horno y dejar reposar 20 minutos antes de consumir. Puedes refrigerarlo o congelarlo.

Consejos

Si tienes un horno eléctrico, puede ser que tengas que usar un poco menos de temperatura. Prueba con 150°C (300°F).

Es importante que te humedezcas las manos para armar los bollitos de pan, sino la masa se te pegara en las manos. También puedes engrasarte las manos con aceite de oliva.

Esta receta es muy versátil, ya que puedes utilizarla de muchísimas maneras, puedes utilizarla para el pan de molde y cortarlo en rebanadas. Ten en cuenta que en ese caso deberás cocinarlo un poco mas y con una temperatura menor. Prueba hornearlo a 150°C (300°F) y extender el tiempo a una hora y media de cocción.

Pan keto de harina de coco

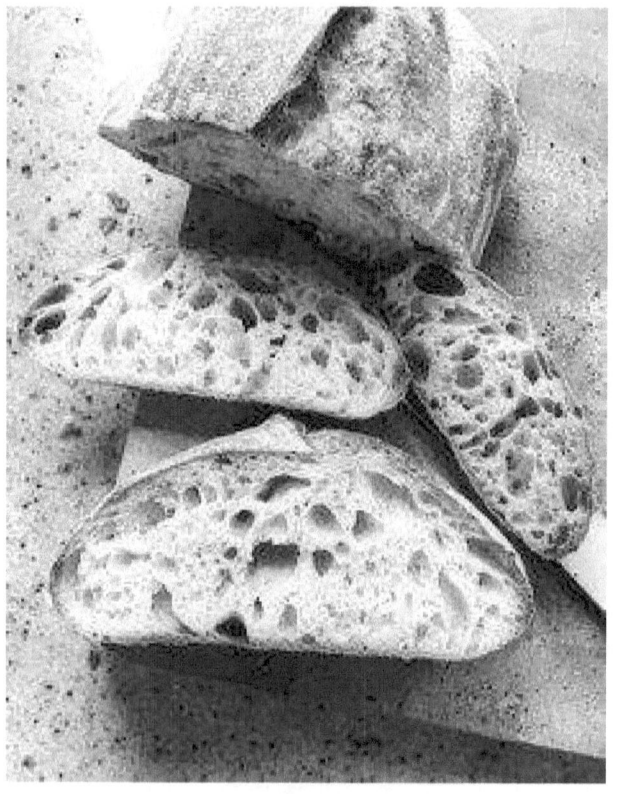

2° Pan keto de harina de coco

Ingredientes
6 huevos.
120 ml (110g) aceite de coco derretido.
120 ml (50g) harina de coco.
¼ cdta.sal marina.
¼ cdta. Polvo para hornear.

Preparación
Precalentar el horno a 175°C (350°F).

En una fuente grande batir los huevos y añadir el aceite de coco derretido.

Luego añadir los ingredientes secos a la preparación y mezclar hasta que la mezcla quede homogénea.

Engrasar un pequeño molde rectangular, poner la masa en el molde. Hornear durante 40-50 minutos.

Pan de molde keto con semillas

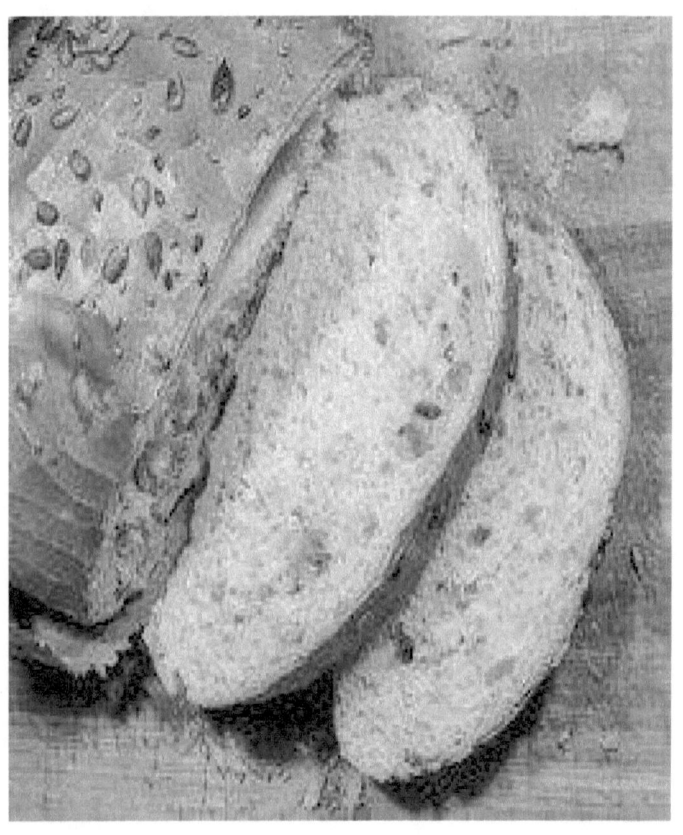

3° Pan de molde keto con semillas

Ingredientes
240 ml (110g) harina de almendras.
180 ml (75g) harina de coco.
80 ml (50g) semillas de sésamo.
60 ml (40g) cascaras de psyllium en polvo.
3 cdta.polvo para hornear.
1 cdta.semillas de hinojo molidas.
1 cdta.sal marina.
200g de queso crema a temperatura ambiente.
6 huevos.
120 ml de mantequilla derretida o aceite de coco derretido.
180 ml de crema.
1 cda.semillas de amapola o semillas de sésamo para decorar.

Preparación
Precalentar el horno a 175°C (350°F).

En una fuente mezclar todos los ingredientes secos, excepto las semillas de amapola o sésamo para la decoración.

En un bol separado mezclar los ingredientes restantes, hasta que formen una mezcla homogénea.

Añadir la mezcla húmeda a la mezcla seca, y mezclar bien hasta obtener una masa. Colocar la masa en un molde para pan, de aproximadamente 10 x 18 cm (4 x 7 pulgadas) previamente engrasado o forrado con papel de hornear. Espolvorear las semillas sobre la parte superior.

Hornear durante unos 45 minutos sobre la rejilla inferior del horno. Pinchar el pan con un cuchillo para ver si está listo. El cuchillo deberá salir seco. Sacarlo del horno y desmoldar.

Retirar el papel de pergamino y dejar que el pan se enfrié sobre una rejilla. Si se deja enfriar el pan en el molde la corteza quedará demasiado húmeda.

Café poderoso

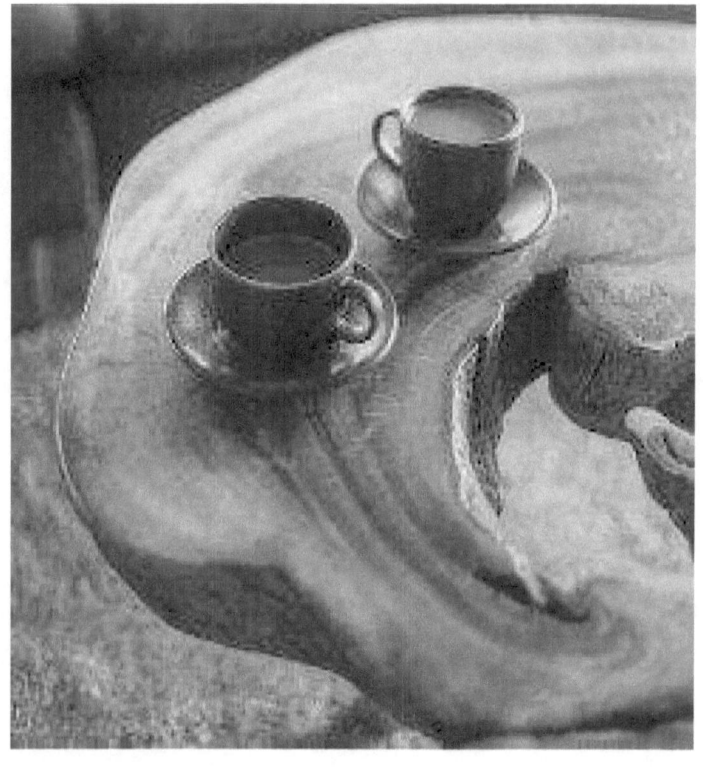

Desayuno keto

4° Café poderoso

Ingredientes
240 ml (1 taza) café caliente recién hecho.
1 cda.aceite de coco.
1 cda.mantequilla sin sal.

Preparación
Combinar todos los ingredientes en una
licuadora. Licuar hasta que quede suave y
espumoso. También si lo desea puede solo
agregar el aceite de coco y la mantequilla
directamente a la taza de café caliente, el
resultado no será tan suave pero de igual forma
quedara bien.

Si lo desea en vez de prepararlo con café, lo
puede preparar con te, quedando también muy
delicioso.

Pancakes keto de coco

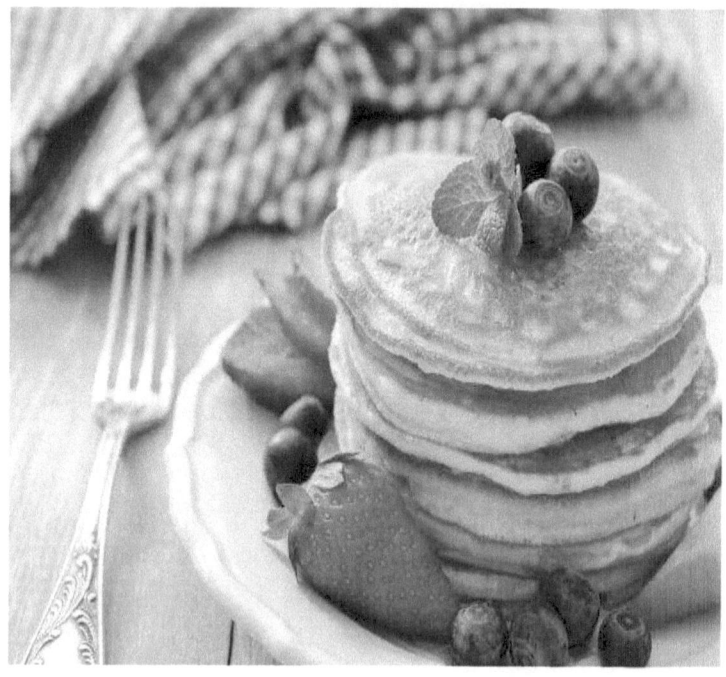

5° Pancakes keto de coco

Ingredientes
6 huevos.
1 pizca de sal de mar.
2 cda.aceite de coco derretido.
180 ml leche de coco.
120 ml (50g) harina de coco.
1 cdta.polvo para hornear.
Mantequilla, aceite de oliva o aceite de coco para freír.

Preparación
Separar las yemas de las claras y batir las claras y la pizca de sal vigorosamente con una batidora de mano, batirlas hasta que estén esponjosas y después reservar.

En un recipiente aparte batir las yemas, el aceite y la leche de coco.

Añadir la harina de coco y el polvo para hornear, mezclar hasta conseguir una masa suave.

Incorporar de forma muy suave las claras de huevo a la masa. Dejar reposar la masa durante 5 minutos.

Poner porciones de masa en una sartén, de acuerdo al tamaño y grosor que se quiera el panqueque.

Freír en mantequilla, aceite de oliva o aceite de coco, durante más o menos un par de minutos por cada lado, con el fuego de bajo a medio.

Decorar con frutos rojos a elección, como frutillas y arándanos. (opcional)

Mermelada keto de frutos rojos

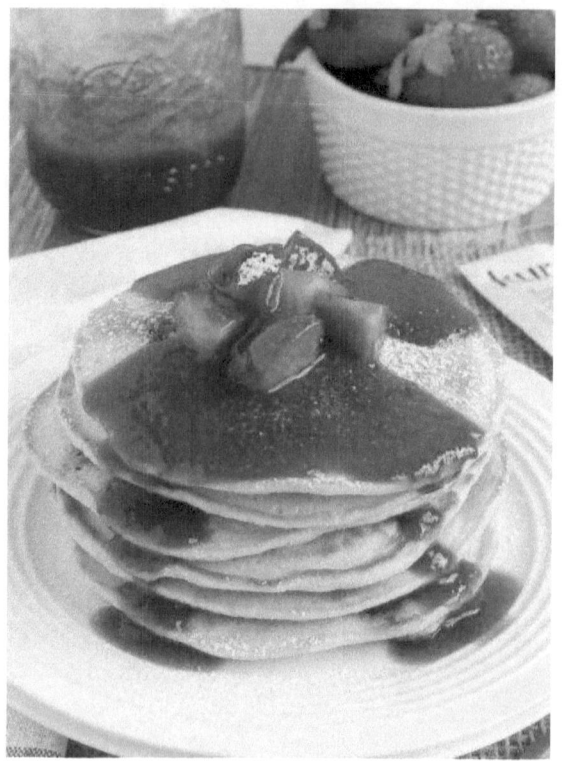

6° Mermelada keto de frutos rojos

Ingredientes
500g de frutillas.
500g de frambuesas.
1 taza de agua.
2 cda.Stevia liquida para endulzar.
1 limón mediano.

Preparación
Picar las frutillas en trozos.

Poner todos los ingredientes en una cacerola de acero inoxidable a fuego medio.

Cocinar por 20 minutos, una vez que comience a espesar, con un utensilio de cocina para moler; moler un poco las frutas a gusto, si se quiere más o menos molida la mermelada, seguir cocinando por 10 minutos más.

Incorporar el jugo del limón, cocinar por 5 minutos más.

Dejar enfriar y reservar.

Guardar en un frasco de vidrio.

A Disfrutar con los deliciosos panqueques Keto de coco.

Omelette keto de queso

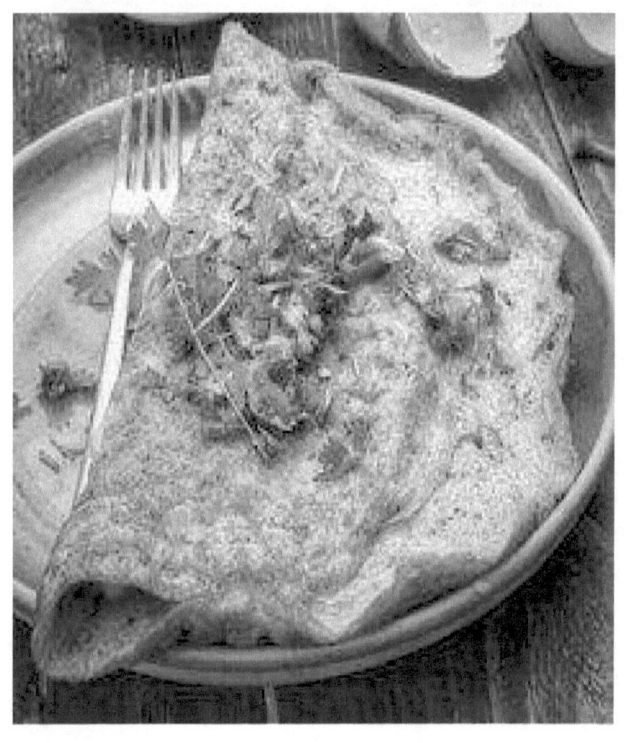

7° Omelette keto de queso

Ingredientes
2 huevos.
2 cda.crema.
Sal marina y pimienta negra molida.
½ cda. mantequilla o aceite de coco.
85g (180 ml) queso rallado.
1 cda.cilantro picado para decorar.

Relleno
2 champiñones en rodajas.
2 (35g) tomates cherry en rodajas.
120 ml brotes de espinacas.
2 cda.queso crema (opcional).
28g fiambre de pavo cocido o fiambre de pollo cocido.
1 cdita de orégano seco.

Preparación
En un bol, batir los huevos, la crema la sal y la pimienta.

Calentar la mantequilla en una sartén antiadherente a fuego medio. Extender el queso de forma uniforme en la sartén para que cubra todo el fondo. Freír a fuego medio hasta que burbujee.

Incorporar cuidadosamente la mezcla de huevo sobre el queso y bajar el fuego. Cocinar unos minutos sin revolver.
Rellenar una mitad con los champiñones, los tomates, las espinacas, el queso crema, el fiambre a elección y el orégano. Freír unos minutos más.

Cuando la mezcla de huevos comienza a cuajar (aun puede estar un poco liquida por arriba, pero no demasiado). Doblar a la mitad sobre la mitad con los ingredientes. Formando una media luna. Freír unos minutos más.

Decorar encima con el cilantro picado, listo.
A disfrutar.

Pizza cetogénica

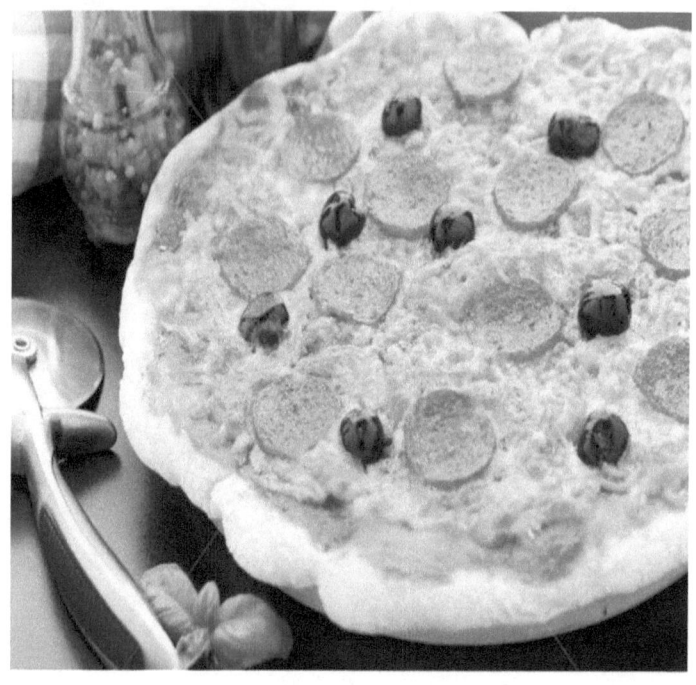

Pizzas

8° Pizza cetogénica

Ingredientes
Base
4 huevos
170g (350ml) queso picado, preferiblemente mozzarella o provolone.

Cobertura
3 cda.salsa de tomate no endulzado.
1 cdta orégano seco.
140g (300ml) queso picado.
45g pepperoni.
Aceitunas (opcional)

Para servir
55g (230ml) verduras de hoja verde.
4 cda.aceite de oliva.
Sal marina y pimienta negra molida.

Preparación
Precalentar el horno a 200°C (400°F)

Comenzar preparando la masa. Incorporar los huevos a una fuente mediana y añadir el queso rallado. Mezclar muy bien.

Usar una espátula para extender el queso y los huevos batidos en una bandeja de horno forrada con papel de horno. Puedes formar dos círculos o simplemente hacer una pizza grande en forma de rectángulo. Hornear 15 minutos hasta que la masa este dorada. Sacar del horno y dejar que se enfrié uno o dos minutos.

Subir la temperatura del horno a 225°C (450°F)

Untar el concentrado de tomate sobre la base y espolvorear orégano por encima. Añadir el queso y coronar con el pepperoni y las aceitunas.

Hornear durante otros 5-10 minutos más, o hasta que la pizza se dore.

Servir con una ensalada fresca.

Pizza de coliflor con pimientos verdes y aceitunas

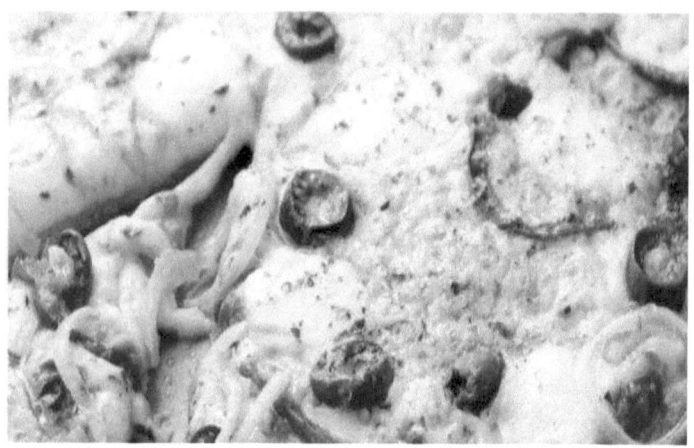

9° Pizza de coliflor con pimientos verdes y aceitunas

Ingredientes
110g (230ml) queso picado.
140g coliflor rallada.
2 huevos.
½ cdta.sal marina.

Cobertura
60 ml salsa de tomate sin endulzar.
55g (120ml) queso picado o en ramas.
55g (120ml) queso mozzarella.
10 aceitunas.
¼ (35 g) pimiento verde cortado.
¼ (28 g) cebolla amarilla finamente cortada.
1 cda. orégano seco o albahaca seca.

Preparación
Precalentar el horno a 180° C (350° F). Rallar la coliflor en un procesador de alimentos equipado con una cuchilla de metal o con un rallador manual. Colocar en una fuente grande y añadir el queso picado, los huevos (ligeramente batidos) y la sal. Revolver bien.

Usando una espátula, esparcir una capa fina de la mezcla sobre una bandeja para hornear forrada con papel pergamino para formar un circulo de 11 pulgadas (28 cm) de diámetro. Hornear unos 20 minutos, o hasta que este ligeramente dorada.

Retirar del horno. Extender la salsa de tomate sobre la corteza y cubrir con queso. Añadir aceitunas, pimientos y cebollas en rodajas finas. Espolvorear orégano o albahaca por encima.

Subir la temperatura del horno a 200° C (420° F) y hornear durante 5-10 minutos o hasta que se caliente y el queso se derrita.

Tarta de queso cetogénica con crema de arándanos

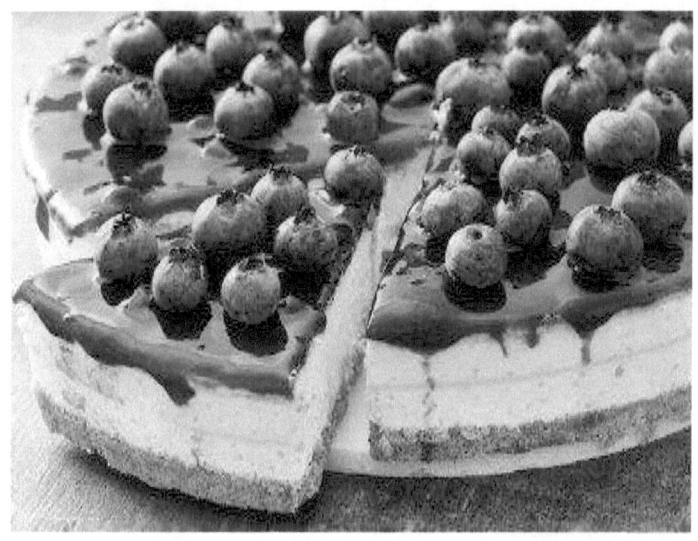

Postres

10° Tarta de queso cetogénica con crema de arándanos

Ingredientes
Corteza
300 ml (140 g) harina de coco.
55g de mantequilla.
2 cda.stevia.
½ cdta.estracto de vainilla.

Relleno
600g queso crema.
120ml crema o nata espesa.
2 huevos.
1 yema de huevo.
1 cda.stevia (opcional).
1 cdta.ralladura de limón.
½ cdta. Estracto de vainilla
60g Arándanos frescos.
½ taza de agua.
1 cdta.stevia
1 cdta.jugo de limón.

Preparación
Precalentar el horno a 175°C (350°F). Untar con mantequilla un molde desmontable de 22 cm (9 pulgadas) y forrar la base con papel de horno.

Derretir la mantequilla para la corteza y calentar hasta que obtenga un aroma a frutos secos. Esto le dará a la masa un delicioso sabor caramelizado.

Retirar del fuego y añadir la harina de coco, la stevia y la vainilla. Mezclar hasta que se haga una masa y presionar hacia la base del molde desmontable. Hornear durante 8 minutos, hasta que la corteza se dore ligeramente. Reservar y dejar enfriar mientras preparas el relleno.

Mezclar el queso crema, la crema para batir, los huevos, la ralladura de limón, la vainilla y la stevia. Mezclar bien. Echar la mezcla sobre la corteza.

Subir el fuego a 200° C (400°F) y hornear durante 15 minutos.

Bajar el fuego a 110° C (230°F) y hornear durante otros 45- 60 minutos.

Apagar el fuego y dejar enfriar en el horno. Retirar cuando se haya enfriado totalmente y colocarla en el refrigerador para que repose durante la noche.

Para la crema de arándanos, poner en una cacerola, los arándanos un poco molidos con una cuchara, la stevia, el agua, y el jugo de limón, cocinar a fuego medio, por 20 minutos, hasta que forme una crema homogénea. Dejar enfriar. Esparcir la crema sobre la tarta. Decorar sobre la crema con algunos arándanos frescos.

Mousse de frutos rojos

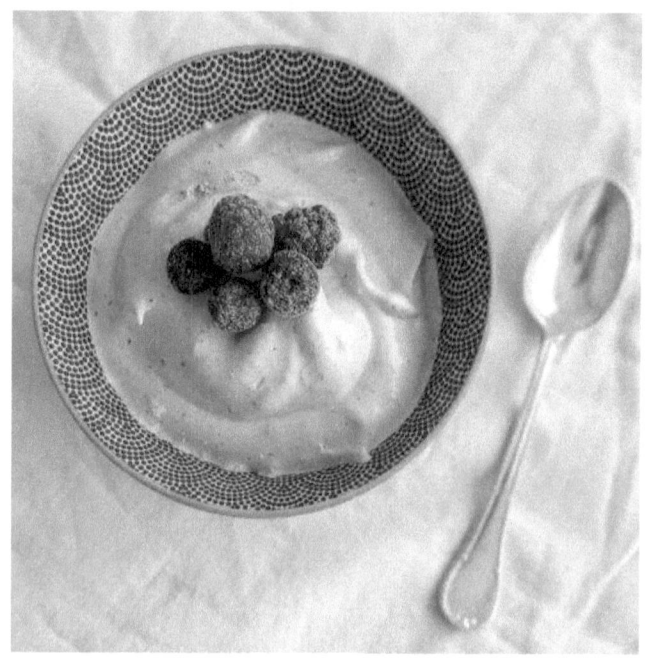

11° Mousse de frutos rojos

Ingredientes
475 ml crema o nata.
85g frambuesas frescas o fresas frescas o arándanos frescos.
55g nueces picadas.
½ limón rallado.
¼ cdta.estracto de vainilla.

Preparación
Verter la crema en una fuente y batir con batidora de mano hasta que esté a punto de nieve, añadir la ralladura de limón y la vainilla hacia el final.

Añadir los frutos rojos y los frutos secos a la crema batida y revolver bien.

Cubrir con papel plástico y dejar reposar en el refrigerador durante 3 o más horas hasta conseguir un mouse firme.
También puedes disfrutar de este postre de inmediato, sino te importa que la crema tenga una consistencia menos firme.

Pollo y champiñones a la sartén keto

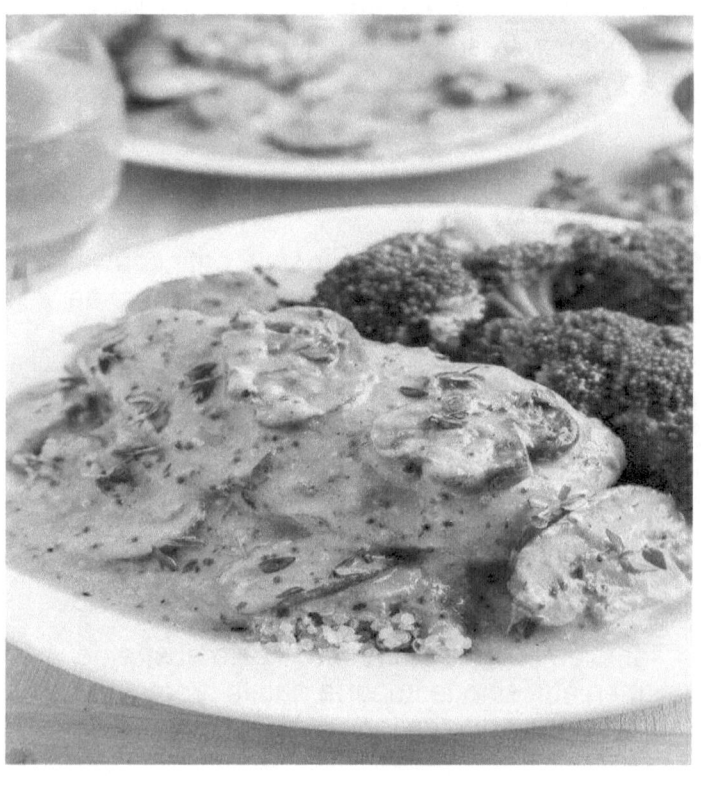

Platos principales keto

12° Pollo y champiñones a la sartén keto

Ingredientes
2 cda.aceite de aguacate o aceite de oliva.
650g de trutros, contramuslos o pechuga de pollo deshuesados con piel.
Sal marina y pimienta negra molida.
230g de champiñones en rodajas.
350ml crema o nata.
55g queso parmesano rallado.
1 cdta.cilantro o perejil fresco a gusto.

Preparación
En una sartén, calentar el aceite de oliva a fuego medio. Salpimentar los trutros de pollo. Freír en la sartén hasta que estén dorados y/o cocidos, retirarlos con una espumadera y reservar en un plato. Mantener los jugos en la sartén.

Añadir los champiñones a la sartén, salpimentar y cocinar, hasta que queden tiernas unos 5-7 minutos.

Con el fuego bajo, añadir la crema mientras se remueve bien. Dejar hervir a fuego lento durante unos 10 minutos y revolver constantemente. Añadir el queso parmesano hasta que se derrita Salpimentar nuevamente si se desea.

Volver a introducir el pollo en la sartén y mezclar con la salsa. Añadir por encima el cilantro picado a la hora de servir.

Puedes servir este delicioso pollo con champiñones Keto, junto a una ensalada verde, baja en carbos. También puedes servirlo con bróccoli, espinacas o espárragos cocidos al vapor.

Pasta keto de zucchini con salsa Alfredo

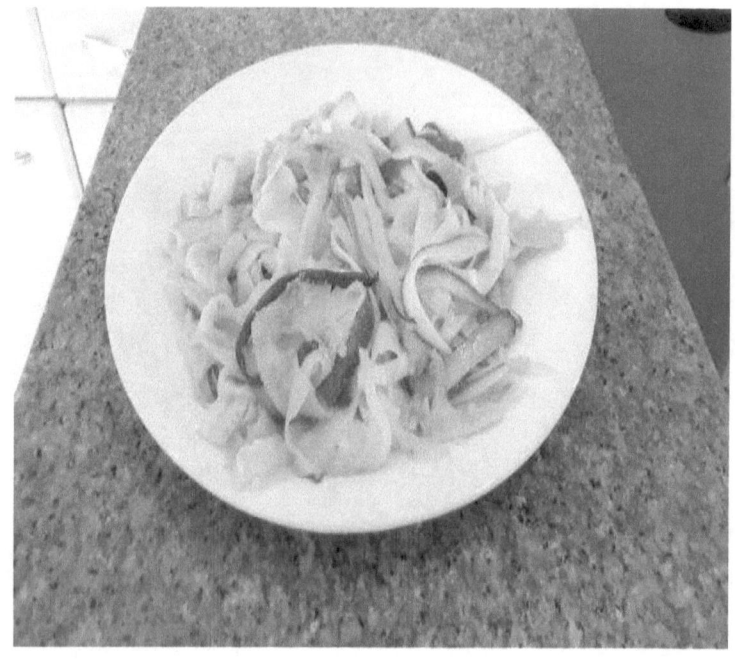

13° Pasta keto de zucchini con salsa Alfredo

Ingredientes
1 zucchini o zapallo Italiano mediano.
¼ de taza de crema de leche.
2 cda. queso riccotta.
1 cda. mantequilla
¼ taza de queso parmesano rallado.
Sal marina y pimienta negra.

Preparación
Cortar las dos esquinas del zucchini, luego se
debe cortar en espiral, o en tiras largas, a lo
largo del zucchini. Con un utensilio de cocina
para pelar lo puedes hacer.

Para preparar la salsa poner en una sartén a
fuego medio, la mantequilla, la crema, se agrega
la sal, la pimienta, y el queso riccotta. Se mezcla
todo bien. Luego se agrega el queso
parmesano. Revolver por 2 minutos más.
Reservar y poner en un plato.

Luego en la misma sartén con un poco de aceite
de oliva poner los zucchinis (la pasta). Cocinar
por un máximo de 1 minuto. Como es una
verdura si se deja cocinando por más tiempo,
comenzara a soltar mucha agua y perderá su
consistencia.

La salsa que reservamos puedes, agregarla nuevamente a la sartén sobre los zucchinis, mezclar todo, revolver por 1 o 2 minutos más, y luego servir. O también puedes servir los zucchinis en un plato y poner sobre ellos la salsa a modo de decoración. Listo.

Información
Los utensilios de cocina para hacer la pasta Keto de zucchini, se pueden encontrar en todos los hogares. También como lo demuestran las fotografías en la siguiente pagina, esos son específicamente los dos tipos de utensilios que puedes utilizar para hacer la pasta de zucchini keto fácilmente.

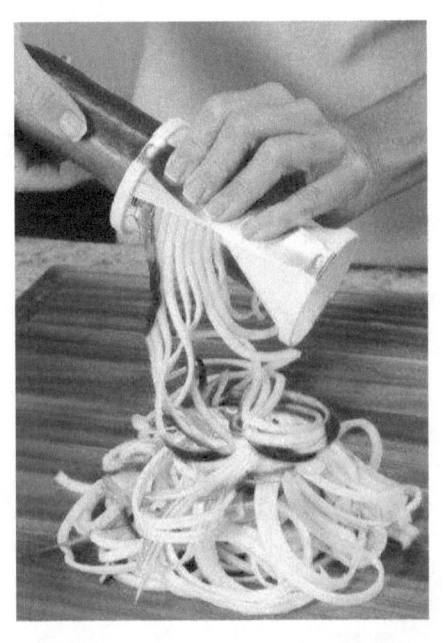

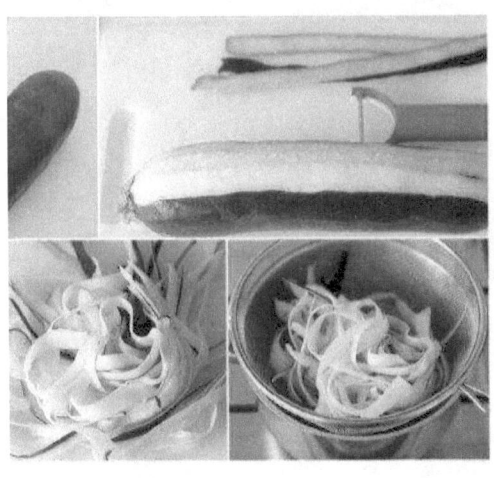

Plato keto carne molida con champiñones y brócoli (opcional) o con espinacas

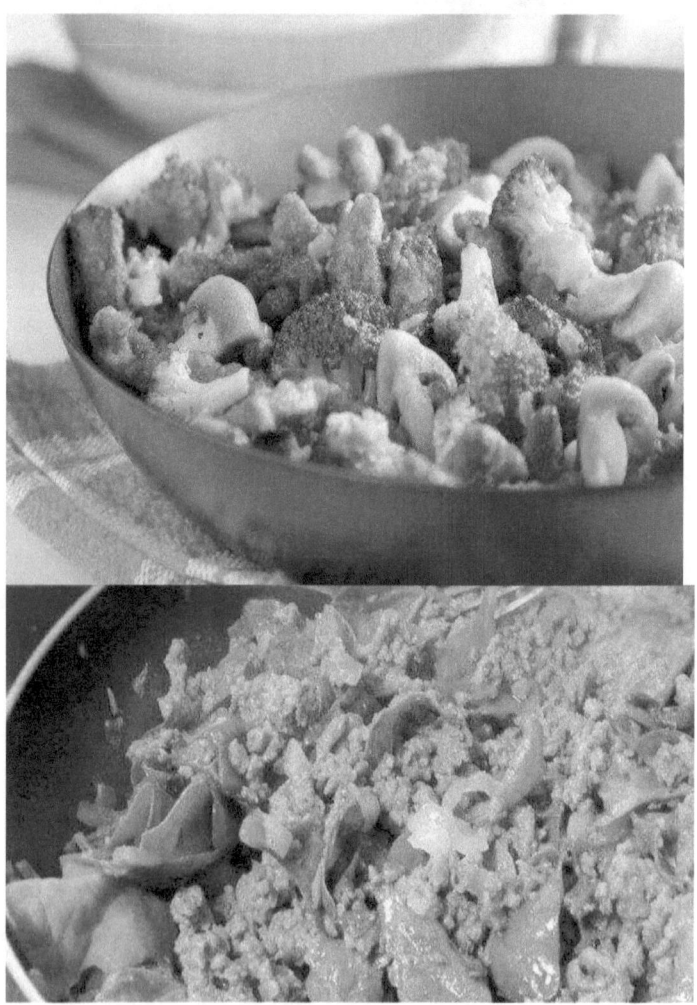

14° Plato keto carne molida con champiñones y brócoli

Ingredientes
300g de carne molida o picada.
3 cda. mantequilla.
250g de brócoli.
150g champiñones.
Sal marina y pimienta.
120ml de mayonesa o crema espesa. (opcional)

Preparación
Lavar y cortar el brócoli, incluido el tallo. Cortar en ramilletes pequeños, y el tallo en pequeños trozos. También cortar los champiñones en rodajas.

Calentar en una sartén 2 cucharadas de mantequilla, luego poner la carne molida y el brócoli en trozos.

Cocinar todos los ingredientes durante 12-15 minutos o hasta que estén cocidos, luego agregar los champiñones, la sal marina y la pimienta.

Agregar la segunda cucharada de mantequilla, dorar y revolver los ingredientes durante unos 3- 5 minutos más.

Servir caliente, incorporar en el plato encima la crema o mayonesa.

Consejo
En este plato rápido y simple pero muy delicioso, puedes jugar un poco, variar y cambiar los ingredientes, en vez de brócoli puedes usar espinacas, espárragos, zucchinis, etc.
La carne a usar podría ser de pollo o de res.

Tortilla cetogénica queso espinacas y champiñones

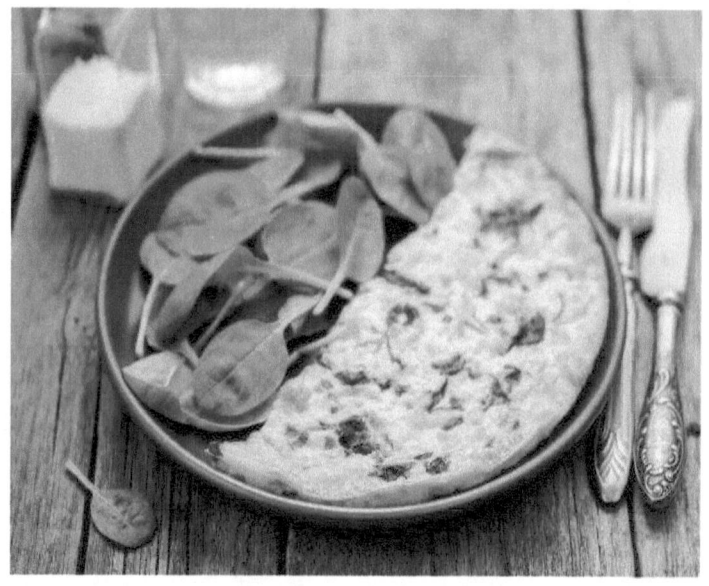

15° Tortilla cetogénica queso espinacas y champiñones

Ingredientes
Tortilla
140g champiñones.
100g espinacas frescas.
55g (130ml) cebollines
60g mantequilla.
6 huevos.
110g queso parmesano o mozzarella.
Sal marina y pimienta negra molida.

Ingredientes
Para servir
140g (600ml) verduras de hoja verde.
2 cda. aceite de oliva.
Sal marina y pimienta negra molida.

Preparación
Rallar o desmenuzar el queso y mezclar en una fuente con los huevos. Salpimentar al gusto.

Cortar los champiñones en rodajas, Picar los cebollines.

Derretir la mantequilla a fuego medio en una sartén, y freír los champiñones y los cebollines por 5-10 minutos o hasta que estén dorados.

Añadir las espinacas a la sartén y freírlas, durante otros 1-2 minutos más. Salpimentar.

Incorporar los ingredientes de la sartén a la fuente con los huevos y el queso. Mezclar todo muy bien.

Verter toda la mezcla en una sartén enmantequillada. Cocinar por alrededor de 20 minutos o hasta que se dore, y se vuelva firme en el medio. Ir desprendiendo de la sartén con una espátula los bordes de la tortilla. Girar la tortilla para que se dore por ambos lados.

Servir con verduras de hojas verdes y aceite de oliva.

TERCERA PARTE
AYUNO INTERMITENTE

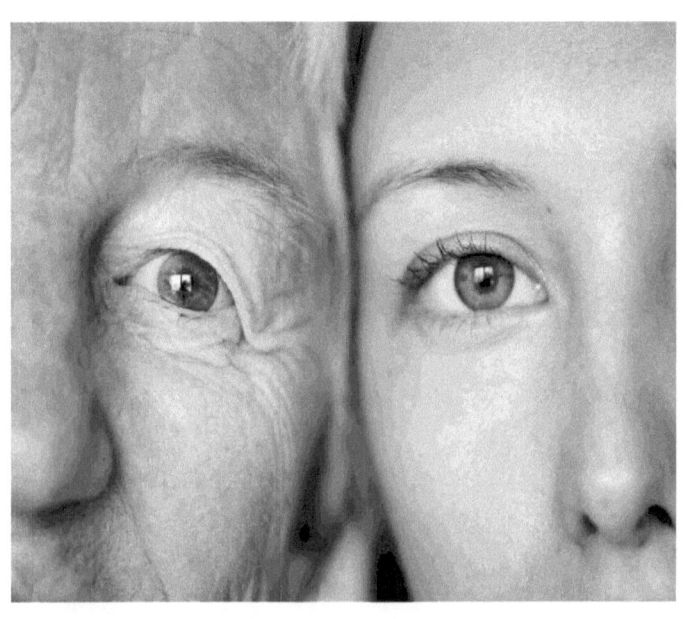

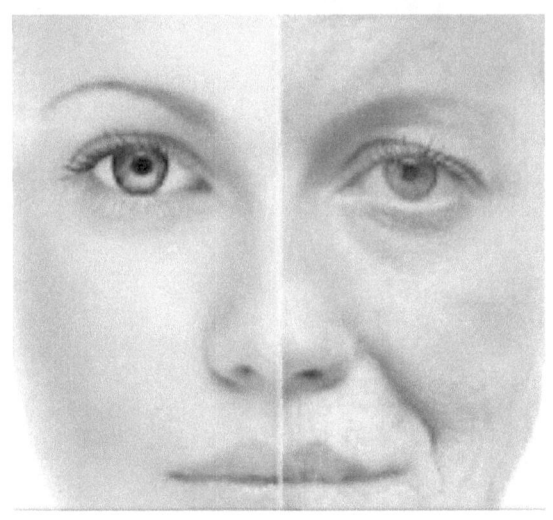

El ayuno

La práctica del ayuno es ancestral y sus virtudes curativas son conocidas desde la antigüedad por las grandes civilizaciones como las de Egipto, la India y Grecia.

Lo importante es poder sostener el ayuno a largo plazo y que se piense como un estilo de vida, antes que hacer algo más fundamentalista que no se pueda sostener en el tiempo.

Las cosas que nos benefician, debemos tomarlas como un estilo de vida y un hábito. Es por eso que las dietas estrictas no dan resultado, ya que se está haciendo un esfuerzo que no se puede sostener, que finalmente se rompe; donde se vuelve al principio y te das cuenta que no se lograron resultados, o si los hubo no fueron permanentes ni suficientes.

Cuando ayunamos hace que toda la energía se centre en la regeneración, en la renovación, en el reciclaje y la eliminación de las toxinas.

El ayuno también fortalece tu cuerpo y alarga la vida. Limpia la sangre, los riñones y el hígado.

Tipos de ayuno

Ayuno intermitente: Es donde se alternan las horas de ingesta y las horas de ayuno.
El más común podría ser el ayuno 16/8, con 8 horas de ingesta, 16 horas de abstención de las comidas. Pero en este tipo de ayuno, estas dejando fuera el proceso más importante, que es la Autofagia, que comienza a partir de las 16 horas, mas adelante hablamos que es específicamente la Autofagia. Así es que el recomendado seria el ayuno 18/6, con 6 horas de ingesta, y 18 horas de abstención de las comidas.
Este tipo de ayuno está adquiriendo una gran popularidad, y se está convirtiendo en un estilo de vida para muchos.

Jugos o infusiones: Este ayuno es recomendado para las personas que comienzan, ya que bebiendo solo jugos naturales de frutas y/o verduras o infusiones, se les hace menos estresante el ayuno, y lo pueden llevar de una mejor manera.

Ayuno de todo alimento excepto de fruta:
Esta modalidad consiste en consumir frutas de temporada durante algunos días, y lo bueno de este tipo de ayuno es que no pasas hambre y puedes comer la cantidad que desees. La fruta tiene mucha agua, vitaminas, minerales y flavonoides.

Ayuno de días alternos: Consiste en alternar días en los que se come normal, y días de ayuno, o en donde se realiza una sola comida al día.

Ayuno 5/2: Es el que se puede hacer 1 o 2 ayunos de 24 horas a la semana, en días alternos, y los 5 días restantes se come de manera normal.

Ayuno estricto: Donde no se ingiere ningún tipo de alimento, y solo se bebe agua. Este sería el tipo de ayuno recomendado, y con el que se obtienen mayores beneficios.

Autofagia

Sabias que con el ayuno ocurre una función que se llama autofagia.
Que es la autofagia?
La palabra Autofagia proviene del griego.
Esta significa "comerse a sí mismo".

Auto significa "uno mismo"
Fagia significa "comer"

Que es esta maravilla?
El proceso de Autofagia, hace que tu cuerpo comience a comerse todos los desechos celulares del organismo, se come toda la basura celular y las toxinas, las reutiliza, ya que de ahí va sacando energías para seguir funcionando. Ósea utiliza los desechos celulares como combustible, como fuente de energía.
Es una renovación de las células y los tejidos.

Autofagia es un proceso de eliminación de toxinas. Es un proceso de rejuvenecimiento, esto ocurre porque el ayuno aumenta la hormona del crecimiento.
El primer paso en este perfecto proceso fue descubrir los Lisosomas, esto fue descubierto por el Bioquímico Belga Christian De Duve. Que recibió por este hallazgo el premio Nobel de medicina en 1974.

En sus estudios científicos el doctor De Duve, descubrió que las células tenían compartimientos especiales para el reciclaje, estos compartimientos recibieron el nombre de Lisosomas, estos contienen enzimas digestivas especiales, que consumen los tejidos desgastados o dañados, partículas de comida, bacterias, virus y desechos tóxicos que se acumulan en las células.

Luego de este primer hallazgo, la autofagia, fue descubierta por el científico biólogo celular Japonés Yoshinori Ohsumi Premio Nobel de Medicina 2016.
Tenemos entonces a dos premios nobel, avalando el maravilloso Ayuno.
La autofagia comienza a partir desde las 16 horas de ayuno. No comienza antes. Es por ese motivo que se recomienda ayunar un mínimo de 18 horas para que tengas por lo menos 2 horas de autofagia.
La autofagia es un proceso de eliminación de toxinas.
Con la autofagia comienza la restauración celular. Comienza la desintoxicación del cuerpo, el organismo empieza eliminando las toxinas y desechos celulares adquiridos más recientemente, y va avanzando hasta eliminar los desechos menos recientes acumulados en tu cuerpo.

El beneficio más importante que tiene el ayuno intermitente es la autofagia y el aumento de la hormona del crecimiento.

La hormona del crecimiento

Algo muy importante ocurre durante el ayuno.
A partir de las 16 horas de ayuno comienzan
dos funciones muy potentes.

1° *La autofagia*.

2° *Aumento de la hormona del crecimiento.*

Esta ya conocida y nombrada hormona, en los
niños los ayuda a crecer, y tu pensaras y
entonces esto de que sirve a los adultos.
La respuesta es: En los adultos *restaura* **los
órganos**.
Restaura todos los órganos de tu cuerpo, todos!
Ósea el sistema digestivo, los riñones, los
pulmones, incluso el cerebro.

Tabla de ayuno

12 hrs día: Almuerzo (0 hrs ayuno)

6 tarde: (6 horas de ayuno) Almacenamiento y utilización.

12 noche: (12 horas de ayuno)
Utilización de la grasa almacenada.
Comienza la oxidación de la
grasa; conocida como
quemar grasa.

4 de la mañana: (16 horas de ayuno)
Comienza la autofagia y comienza a aumentar la hormona del crecimiento.

8 de la mañana: (20 horas de ayuno)
El cuerpo comienza a prepararse para producir lentamente células madre.

10 de la mañana: (22 horas de ayuno)
El cuerpo comienza a producir células madre.

Células madre

Las células madre tienen el potencial de
convertirse en muchos tipos diferentes de
células en el cuerpo, incluso en células
especificas. Ellas sirven como un sistema de
regeneración para el organismo, que les permite
reparar tejidos u órganos dañados o enfermos.

También tienen la capacidad de dividirse para
producir más células madre.
Tienen entonces el potencial de convertirse en
células especializadas, como las células
musculares, células de la sangre y las células
del cerebro.

Alimentos potentes

Algunos alimentos potentes para tu salud:

1° Betarraga o remolacha:
(Cuando cocinas o manipulas la betarraga, te
tiñe los dedos, demostrando lo potente que es)
- Alto contenido de hierro
- Propiedades anti cancerígenas
- Contiene vitaminas B6, B12
  Potasio, Calcio, vitamina C,
  Vitamina E.
- Acido fólico.
- Alta en Fibra ósea regula Transito
  Digestivo. Entre otros.

2° Cúrcuma
(Otro alimento que al manipularlo te tiñe los
dedos)

- Combate el cáncer
- Reduce la inflamación de los
órganos.
  (estomago)
- Digestiva y quema grasas.
- Mejora la salud de los ojos y de la
  piel.

3° Zanahoria

(potente alimento)
- Alta en vitamina A
- Fuente de minerales como potasio, fosforo, magnesio, yodo y calcio.
- Vitamina B3, vitamina E, Vitamina K.

4° Pimentón rojo

(poderoso alimento)
- Vitamina B6, B3, B2, B1 y magnesio.
- Vitamina C, vitamina A, Vitamina E
- Acido fólico.

Cloruro de magnesio

El cloruro de magnesio es extraordinario, aporta grandes beneficios al organismo.
Algunas de las propiedades del cloruro de magnesio son:

- Purifica la sangre
- Ayuda a eliminar el acido que se acumula en los riñones
- Estimula las funciones cerebrales, contribuyendo a tener un equilibrio mental
- Mejora y favorece la salud intestinal
- Fortalece el sistema inmunológico.
- Previene el envejecimiento prematuro, aporta vitalidad al cuerpo, promueve la regeneración celular.
- Previene la osteoporosis, ya que actúa como fijador de calcio en los huesos.

Estas son solo algunas.

Como preparar cloruro de magnesio

Se debe hervir un litro de agua, esta debe estar completamente fría para la preparación. Puedes hervirla a última hora del día y después la dejas enfriando toda la noche. Esta debe estar en un frasco de vidrio, no puede ser de otro material, también puede ser un jarro de vidrio, pero debe tener tapa para su protección.

Al mezclar el cloruro de magnesio con el agua ya hervida, debes revolverla solamente con cuchara de madera, otro material como metal, por ningún motivo, tampoco sirve de plástico, solo cuchara de madera. Si utilizas una cuchara de metal o plástico, vas a alterar y/o eliminar las propiedades del cloruro de magnesio.

La cantidad diaria recomendada es 100 mililitros (ml). Ósea con un litro de cloruro de magnesio bebiendo 100 mililitros (ml) diarios duraría 10 días.

También puedes beber 200 mililitros diarios, tomarlos por separado, 100 ml en la mañana y 100 ml en la tarde o en la noche, en caso de querer aumentar y/o acelerar los beneficios antes mencionados.

Puedes beberlo antes de acostarte, para que trabaje en tu organismo durante toda la noche.

Ayuno es salud

Hay una razón por la que la autofagia es tan efectiva mejorando la salud. La gran cantidad de enfermedades son causadas por autointoxicación; la autointoxicación se define como envenenarse con sustancias toxicas producidas en el cuerpo.
Cuando el sistema digestivo no funciona correctamente, mientras la comida se descompone, la misma no se elimina apropiadamente, las proteínas se pudren, los carbohidratos se fermentan, aceites y grasas se vuelven rancios, todo esto ocurre dentro del cuerpo. Si el colon no funciona adecuadamente estas toxinas deben salir del cuerpo a través de otras vías, como los riñones, la piel, el aliento, creando síntomas de halitosis, hedores corporales, dolores de cabeza, dolor muscular, fatigas, creándonos enfermedades autoinmunes, incluso cáncer entre otras enfermedades.

Indica que las sustancias toxicas no se están eliminando correctamente a través de canales normales.

Al menos un 30% de energía corporal se necesita para digerir la comida. Cuando queremos más energía, comer en exceso, crea un circulo vicioso de letargo.
Cuando ayunamos, en vez de digerir alimentos nuestros órganos digestivos toman un merecido descanso, y sorpresivamente después de la incomodidad inicial, sentimos más energía.

El ayuno puede ayudar a impedir, dos de las peores condiciones causadas por las células disfuncionales, el cáncer y el alzhéimer.
El ayuno puede mejorar la memoria.

Ayunar el cuerpo alimenta la mente y el espíritu.
El ayuno es como una operación de limpieza sin cirugía.

El ayuno en la mente

El Ayuno genera un alto estado de agudeza mental. Aumenta la consciencia y la claridad. Varios estudios han demostrado que el ayuno intermitente puede aumentar el crecimiento de nuevas células nerviosas, las cuales pueden tener poderosos beneficios para la función cerebral.

La autofagia también ocurre en el cerebro, es decir las neuronas eliminan sus componentes dañados.
El ayuno mejora la memoria, la atención y la capacidad de concentración.

Alimentos crudos

Sabias que las bacterias que originan las enfermedades se nutren de los alimentos ácidos que comemos. Para acabar con una enfermedad se deben consumir alimentos alcalinos, ósea alimentos crudos, entonces la enfermedad desaparecerá por falta de nutrientes.

La verdura cruda es alcalina, pero al cocinarla o cocerla se vuelve acida y pierde muchos de sus nutrientes. Todos los alimentos se vuelven ácidos al cocinarlos, es por eso que hay que intentar comerlos crudos.
Hay que tratar de comer la mayor cantidad posible de alimentos crudos.

Calidad
Recuerda que la calidad de los alimentos que consumirás en tus días de ingesta, son muy importantes. Ya que debes darle a tu cuerpo las vitaminas, minerales y aminoácidos, que perdiste o se consumieron en tus días de ayuno. Incluye en tu dieta la mayor cantidad de alimentos crudos que te sea posible.
Como lo son los frutos secos, las verduras, frutas, los brotes de alfalfa, brotes de lentejas, legumbres, etc.
Consumir aceites es muy importante también, consumir aguacate, el aceite de oliva es esencial, aceite de coco es excelente tiene muchos beneficios para tu cuerpo.etc.

Filósofos griegos

La práctica de ayunar para la purificación y la salud se remonta a la antigua Grecia.
Los más famosos filósofos, Hipócrates, Sócrates, Platón, entre otros, efectuaban regularmente ayuno, para tener un buen equilibrio físico y mental.

Pitágoras este gran filosofo, requería que todos sus discípulos se purificaran haciendo ayuno antes de aceptarlos.
Platón dijo ayuno para una mayor eficiencia mental y física.
Plutarco dijo en lugar de usar medicina mejor ayuna un día.
Hipócrates el padre de la medicina, prescribía a sus pacientes, hacer ayuno estricto solo bebiendo agua o en algunos casos también podían beber tés medicinales o dietas a base de líquidos.
Hipócrates también dijo, todos tenemos un medico dentro de nosotros, solo debemos ayudarlo. La fuerza natural de sanación dentro de cada uno de nosotros es la mayor fuerza para recuperarnos.
Nuestra comida debería ser nuestra medicina.
Nuestra medicina debería ser nuestra comida.
Pero comer mientras estés enfermo es alimentar tu enfermedad.
(Hipócrates)

El sol

El bienestar que se siente al tomar sol, es maravilloso, nos sentimos llenos de energía. Alimentarnos del sol es una de las cosas increíbles y gratis que tenemos.
El sol activa la vitamina D en tu cuerpo para tus huesos y dientes.

El sol estimula tus defensas.
La luz solar favorece el estado de ánimo.
Habrás notado que después de un baño de sol, todo se ve diferente, se siente que bajo la luz del sol, es más fácil ver el lado positivo de la vida, de las cosas que nos ocurren.
El cansancio, la depresión y el estrés se alejan y huyen después de que hemos tomado un maravilloso baño de sol. La explicación está en que los rayos UV aumentan la producción de un neurotransmisor llamado serotonina, que está relacionado con la sensación de bienestar y que también regula el sueño.

Juventud y belleza

El ayuno activa las sirtuinas unas proteínas, que regulan la inflamación y el envejecimiento, y protegen las células de la oxidación.
El ayuno aumenta la musculatura.

Es por eso que recuerda:
Además de la Autofagia, también comienza el Aumento de la Hormona del Crecimiento.
Además limpia el aparato renal, eliminando los líquidos acumulados en piernas y abdomen.
Renueva el pelo y la piel, disminuyendo las manchas y arrugas.
Mejora la visión, el olfato y el gusto.
El ayuno además de salud, tiene directa relación con la juventud y la belleza, porque adelgazamos, el hecho de estar delgadas o delgados, nos hace sentir bien, cómodos, nos cambia el semblante de la cara, cambia nuestra energía, ósea andamos con una energía positiva, estamos más contentos, la luz que reflejamos es diferente.
Como estamos eliminando toxinas del cuerpo, nos sentimos más saludables.

Con la acción de la autofagia, que se está comiendo todos los desechos celulares y las toxinas, y la acción de la hormona del crecimiento, que restaura los órganos del cuerpo, también está restaurando nuestro órgano mas grande, que es la piel, donde finalmente se eliminaran manchas, zonas oscuras, tu piel se volverá más luminosa, porque cada vez más, habrá menos toxinas en tu cuerpo, mediante vayas avanzando con el ayuno. Solo puedo decirte que tu piel se volverá hermosa.

Energía

Cuando tu cuerpo recibe comida, tu sistema digestivo comienza a trabajar.
Y ese proceso requiere de energía, es por ese motivo que nos sentimos un poco cansados o somnolientos después de haber comido.

Cuando tu cuerpo no recibe comida, la energía comienza a utilizarla en restaurar los órganos y los tejidos.
Sentimos además un aumento considerable de energía, porque esa misma energía en vez de utilizarla en la digestión de las comidas, el organismo la distribuye, la utiliza para dar más energía a todo el cuerpo.
Tu cuerpo también tiene más energía, debido a la liberación de noradrenalina.

Escucha tu cuerpo

Es muy importante que sepas, o aprendas a escuchar a tu cuerpo.
Si comienzas a practicar el ayuno, y no te sientes bien, ingiere algún alimento, para que tu cuerpo no se estrese por el esfuerzo.
También puedes empezar con ayuno de líquidos, para que no sea tan estresante en un inicio. Puedes comenzar con jugos de frutas, jugos de verduras y/o algunos tés o infusiones endulzadas con miel, así tendrás un comienzo más fácil, y después puedes pasar al ayuno estricto, solo ingiriendo agua.
Te habrás dado cuenta alguna vez, que cuando estamos enfermos, no queremos comer nada, nuestro cuerpo rechaza la comida, nuestro organismo sabio, se está auto curando por dentro.

O habrás visto esto en los animales, que cuando están enfermos, tampoco quieren comer, porque su cuerpo también se está regenerando y auto curando por dentro.

Hay estudios que revelan que el cuerpo humano está diseñado para Ayunar, es por eso que tenemos nuestras reservas de grasas para usarlas como fuente de energía.

Formas de alimentarse

No solo podemos alimentarnos de la comida. Podemos alimentarnos de muchas cosas que nos rodean.
Podemos alimentarnos de las emociones y sensaciones que nos generan ciertas cosas, como por ejemplo de los olores, si sales a tu jardín o a tu terraza, y sientes el aroma de las flores, o de árboles frutales, esa sensación nos alimenta, porque beneficia a todo tu organismo, con esa sensación de bienestar que nos da el aroma.

El compartir con una persona interesante o querida por nosotros, o grupo de personas importantes para nosotros, nos produce bienestar, alegría, nos llena el alma, y alimenta los sentidos.
La naturaleza también nos alimenta no solo oliendo su flora, sino también con sus paisajes, con su fauna, sus animales, ir a la naturaleza, te alimenta el alma y te recarga de energías.

Los lugares, también nos entregan beneficios, cuando nos sentimos a gusto en uno, y nos sentimos cómodos, estamos alegres, lugares que nos aportan felicidad y bienestar. Estos pueden ser, ciudades, calles, la casa de los abuelos, un café que nos encanta ir, un parque, ir al cerro, la montaña, el mar, la playa, etc.

La lectura de un libro también nos alimenta, incluso la lectura de una revista que nos gusta, y al ojearla hace que la endorfina comience a aumentar en nuestro cuerpo, que mejor **alimento que sentirse feliz**.
El sol también nos alimenta, seguramente ya lo sabías.

El cuerpo se alimenta de los cuatro elementos de la naturaleza, porque estamos todo el tiempo en contacto con ellos, se alimenta de la tierra, del aire, (energía vital) del agua, y del sol.
Alimenta tus emociones, revisa tus carencias.
Resuelve cosas, para qué? Pues para que no tengas que llenar esas carencias con **comida**.

El Kybalion

Tal como dice el libro El Kybalion autor Tres Iniciados.

La segunda ley de las leyes universales. La Ley de Correspondencia, como es arriba es abajo; se puede reflejar a un nivel terrenal; como es adentro es afuera. Esto se refleja en todos los aspectos de la vida. Y por supuesto se puede reflejar también en la salud y en el Ayuno. Y quiere decir, que el ayuno por dentro, ósea en tu organismo, esta limpiándose, desintoxicándose, reparándose, renovando tejidos, comiéndose la basura celular, para dejarte completamente renovado.

Y por fuera en tu cuerpo físico, ves los resultados, al sentirte bien, al verte delgada o delgado, al ver que tu piel está sana luminosa libre de manchas de imperfecciones, que tu pelo también se ha beneficiado al estar brillante, etc.

Conclusión

Espero que al terminar la lectura de este libro, comiences con un nuevo estilo de vida. Que la información aquí entregada te haya sido clara y útil, para que puedas incorporarla fácilmente a tu bienestar.

Gracias por leer este libro.

www.ingramcontent.com/pod-product-compliance
Lightning Source LLC
Chambersburg PA
CBHW051424280526
45785CB00003B/1149